AF455677

CONSIDÉRATIONS CLINIQUES

SUR L'ALLAITEMENT

PAR

A.-P. Charles ÉLOY

Docteur en médecine de la Faculté de Paris,
Interne des hôpitaux de Paris.

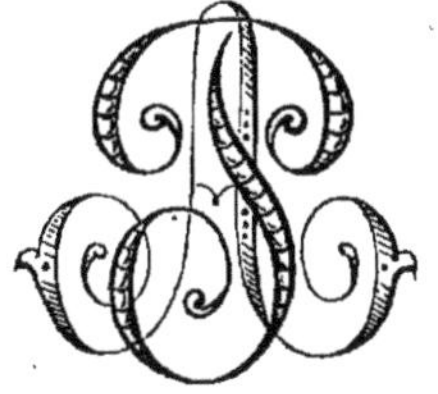

PARIS

A. PARENT, IMPRIMEUR DE LA FACULTÉ DE MÉDECINE

31, RUE MONSIEUR-LE-PRINCE, 31.

1873

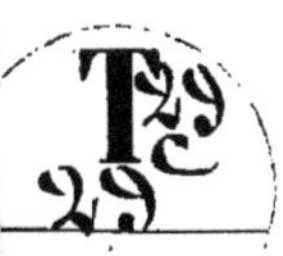

CONSIDÉRATIONS CLINIQUES

SUR L'ALLAITEMENT

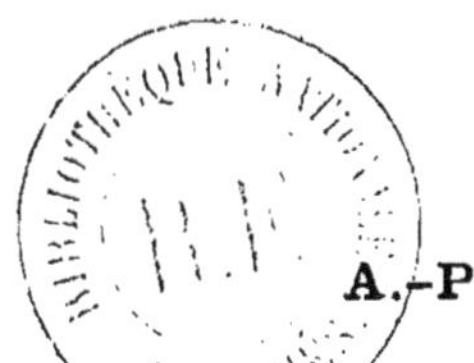

PAR

A.-P. Charles ÉLOY

Docteur en médecine de la Faculté de Paris,
Interne des hôpitaux de Paris.

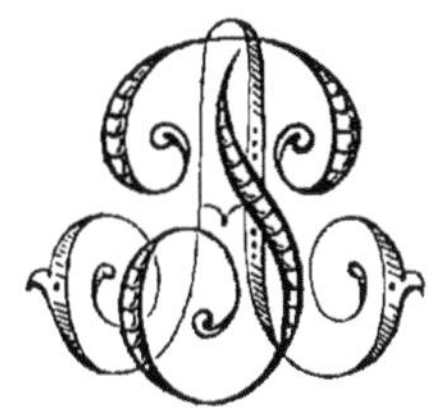

PARIS
A. PARENT, IMPRIMEUR DE LA FACULTÉ DE MÉDECINE
31, RUE MONSIEUR-LE-PRINCE, 31,

1873

CONSIDÉRATIONS CLINIQUES

SUR L'ALLAITEMENT

Avant de déterminer les quelques lois qui dominent l'hygiène de la femme qui allaite, il est nécessaire d'examiner les faits qui peuvent avoir une influence sur la sécrétion et les qualités du lait. Les faits relatifs à la fois à la nourrice et à l'enfant, appartiennent, les uns à la physiologie, les autres à la pathologie. Dans la première partie de ce travail, nous examinerons brièvement les faits physiologiques; dans la deuxième, nous étudierons les causes qui influent sur la lactation. Dans un résumé final, qui formera la troisième partie, nous essaierons de tirer de ces faits quelques conclusions pouvant diriger l'hygiène de la femme qui allaite.

I. — Faits physiologiques.

§ 1. — De la naissance au sevrage, la vie infantile est marquée par une activité végétative, qui se traduit par la prédominance des fonctions de nutrition, l'apparition d'organes nouveaux, les dents, et qui subit facilement l'influence des agents extérieurs.

L'établissement de la respiration pulmonaire succédant brusquement à la respiration placentaire, et provoquant le développement de la petite circulation; la pénétration d'un air froid chargé de particules diverses dans les cavités pulmonaires, modifient complètement les conditions de la vie du nouveau-né. Il vit d'une activité propre, tout en conservant, avec le sang qu'il a reçu de sa mère pendant la vie fœtale, des aptitudes constitutionnelles dont les manifestations peuvent se montrer précoces, tardives, ou demeurer toujours latentes.

La fréquence des pulsations artérielles et cardiaques, l'oblitération du canal veineux et du canal artériel; la fermeture du trou de Botal, par la valvule d'Eustachi; l'augmentation de capacité des cavités ventriculaires du cœur, par l'abaissement du diaphragme, donnent à la circulation du nouveau-né le caractère d'autonomie qui manquait à la circulation fœtale, annexe de la circulation maternelle. Elle possède cependant encore les caractères d'activité, de rapidité de cette dernière ; mais à mesure que l'âge de l'enfant croîtra, le type circulatoire fœtal disparaîtra.

A cette activité circulatoire de la première enfance se rattache l'intensité extrême des phénomènes de nutrition et d'absorption. Le tube digestif se prépare à ses nouvelles fonctions par l'expulsion du méconium, expulsion que facilitent les propriétés laxatives du colostrum. L'excitation de la fibre musculaire de l'intestin encore engourdi est le résultat immédiat de ce phénomène. L'estomac se dilate ; le foie refoulé par le diaphragme descend dans la cavité de l'hypochondre droit, prend une forme conique et expulse la bile qui distendait les canaux biliaires, en donnant au tissu hépatique sa coloration brunâtre. Enfin, les fonctions urinaires s'établissent, d'autant plus utiles que les fonctions émonctoires de la peau sont encore peu intenses.

Pour répondre à cette activité de l'organisme, il faut des matériaux à mettre en œuvre ; matériaux azotés, salins, hydro-carbonés ; matériaux qu'un aliment complet doit réunir sous un faible volume, vu l'exiguïté et la délicatesse des organes digestifs. Cet aliment ne peut être que le lait qui fournit à la fois ces éléments à une température toujours constante.

Le développement des dents est le second caractère de cette période infantile. L'apparition des dents de lait a lieu vers le cinquième et le septième mois. Elles se montrent par groupes dont l'évolution fournit d'utiles renseignements sur l'époque du sevrage.

Trousseau et M. Duclos (de Tours) les divisent en cinq groupes. Les dents du premier groupe (deux incisives médianes inférieures) évoluent dans une période de un à dix jours. Après un temps d'arrêt de deux à trois mois apparaît le deuxième groupe (quatre incisives supérieures), mettant de quatre à six semaines à évoluer, suivi lui-même d'un temps d'arrêt de deux mois. Le troisième groupe (incisives latérales inférieures et quatre molaires). Le quatrième groupe (canines) a une évolution de deux à trois mois, et le temps d'arrêt qui le sépare du précédent varie entre quatre et cinq mois. Enfin, après un temps d'arrêt de trois à cinq mois apparaît le cinquième groupe (molaires), qui achève son évolution en deux ou trois mois.

D'après Trousseau, l'époque favorable du sevrage est le temps d'arrêt qui sépare la fin de l'évolution du quatrième groupe du début de celle du cinquième. Il en résulte qu'un sevrage pratiqué avant cette époque serait prématuré, à moins d'indications spéciales.

L'impressionnabilité aux agents extérieurs constitue le troisième caractère de l'organisme du nourrisson. Elle prédispose l'enfant à de nombreuses et fréquentes maladies. Il nous suffit de constater ce fait qui appartient à l'hygiène de l'enfant nouveau-né, plutôt qu'à l'hygiène particulière de la femme qui allaite.

§ 2. — La femme, pendant la lactation, est dans la troisième période de l'état puerpéral. Cette période s'étend de la fin des lochies à la réapparition des règles : très-courte chez la femme qui ne nourrit pas ; de longueur indéterminée, comme le pouvoir de l'allaitement chez la nourrice.

Deux faits dominent ici, la suppression des menstrues et la sécrétion du lait.

La suppression du flux cataménial persiste jusqu'au sevrage, c'est-à-dire jusqu'au moment où la glande mammaire suspend ses fonctions. Le retour prématuré des règles est un fait anormal, probablement pathologique, dont nous examinerons plus loin les résultats.

Au point de vue physiologique, il faut noter que cette absence de menstrues, durant l'allaitement, n'indique pas une inaptitude à la fécondation. Les grossesses ne sont pas rares chez les nourrices, et les recherches de M. Gendrin montrent que l'oviduction persiste durant la lactation, malgré la non-apparition de l'hémorrhagie menstruelle. Ainsi donc, absence du flux menstruel, et en même temps persistance de l'aptitude à l'imprégnation et à la gestation, tel est le fait normal, habituel, physiologique. Il existe donc bien une sympathie, un *consensus*, selon l'expression de Desormeaux, entre la fonction utérine et la fonction mammaire. Le fait suivant, cité par M. Boutequoy (*thèse inaug.*, Paris, 1854), témoigne de cette sympathie : Une femme, mère de cinq enfants, a vu ses règles reparaître aux époques des cinq sevrages. Les époques ont été fort variables, et, chaque fois, elles ont été suivies de la suppression de la lactation. Il y avait donc, entre ces deux phénomènes, une véritable relation et non une simple coïncidence. Cependant, la lactation ne serait pas fatalement liée, si on en croit quelques auteurs, à la période cataméniale. Ainsi, du moins, tendraient à le prouver les cas bien connus de femmes ayant passé l'âge de la ménopause, de jeunes filles encore non réglées, d'hommes même, dit-on, ayant pu nourrir. Ces faits sont en dehors de notre sujet; nous n'y insisterons pas. Il en est de même de la sécrétion lactée chez les nouveau-nés, étudiée avec tant de soins par M. Natalis Guillot (*De la sécrétion lactée chez les nouveau-nés. Arch. de méd.*, 1853).

Le développement des glandes mammaires durant la gestation, le suintement du colostrum, le gonflement des seins et la turgescence du mamelon vers l'époque de la parturition, sont en quelque sorte les préludes de la nouvelle fonction. Aux premières heures qui suivent l'accouchement, le colostrum est peu abondant, mais suffisant pour satisfaire l'enfant qu'on doit présenter au sein maternel quelques heures après l'accouchement.

La fièvre de lait se déclare bientôt; au moment où les lochies commencent à se tarir. L'endolorissement et le gonflement de la région mammaire, puis une défervescence du mouvement fébrile, accompagnent ce que vulgairement on nomme la montée du lait. Une pression modérée fait alors suinter un liquide blanc, opaque, le lait proprement dit, tout différent du colostrum sécrété jusque-là.

Dès lors la succion de l'enfant sera le régulateur de la sécrétion lactée. Après chaque succion, la glande mammaire, excitée par le contact des lèvres, fonctionnera plus activement. Il est vrai que dans ce phénomène il existe d'autres excitations que le fait purement mécanique de la succion. Desormeaux y voit de plus une influence morale; et, d'après cet auteur, il est certain que la succion pratiquée par la bouche d'un adulte, ou par un moyen mécanique quelconque, ne peut remplacer la succion du nourrisson. En effet, sous l'influence de cette succion mécanique seule, la sécrétion mammaire ne tarderait pas à se tarir. Des excitations morales, la présence seule d'un enfant quelconque chez certaines nourrices, de leur propre nourrisson ; seulement chez d'autres, des excitations physiques, telles que le léger frottement des mamelles, d'après Stahl (*Vraie théor. méd.*), peuvent faire jaillir le lait, et même le darder avec force sous forme de jet.

Les sensations agréables facilitent la lactation. Cabanis rapporte les témoignages de plusieurs nourrices, qui lui ont avoué que l'enfant en les tétant « leur faisait éprouver une vive impression de plaisir partagée « à un certain degré par les organes génitaux » (Cabanis : *De l'influence des sexes sur le caractère des idées.*)

D'après M. Magne (*Traité d'hygiène vétérinaire*, p. 262) une excitation inverse peut s'observer et se transmettre des organes génitaux aux mamelles « Il n'est pas, dit-il, « nécessaire d'agir directement sur les glandes, on « peut produire le même résultat en excitant le clito-

« ris. » La même auteur rapporte, d'après le journal vétérinaire de l'école de Lyon, t. I, que pour obtenir le lait des bufflesses on introduit le bras dans le vagin.

Que des excitations, soit morales, soit physiques, produisent la sécrétion lactée, si elle ne trouve pas un écoulement facile par des succions opportunes ; le lait s'accumule dans les canaux galactophores et bientôt des picotements, des fourmillements feront dire à la nourrice que son lait monte.

La lactation a une durée variable ; l'éloignement du nourrisson, le sevrage la tarit en général. D'autres causes peuvent la troubler, le retour des règles, la grossesse, comme nous le verrons plus loin.

Le lait, produit de la lactation, est une émulsion de matières grasses dans une solution saline chargée d'albumine. C'est donc un aliment véritablement complet, de plus c'est un aliment animalisé, élaboré par des organes sécréteurs spéciaux. « Dans l'utérus, dit « Cabanis, l'enfant a vécu d'humeurs animalisées... « immédiatement après sa naissance, il vit de lait que « lui préparent des organes consacrés spécialement à « cet objet » (Cabanis, *loc cit.* 5me mém.) On sait que de tous les laits artificiels que l'industrie a pu imaginer, aucun ne peut remplacer le lait de la femme. Chacun d'eux par sa composition chimique est un aliment complet atomiquement, qu'on me pardonne cette expression ; mais aucun n'a subi le travail de l'élaboration dans la glande mammaire, aucun n'est animalisé. De plus, pourquoi certains nourrissons refusent-ils le lait de telles nourrices et semblent-ils préférer celui de telles autres qui sont cependant dans les mêmes conditions de santé et de régime que les premières ? Il existe donc dans le lait des propriétés qui ne sont pas appréciables aux réactifs chimiques ? Cette question nous amène à l'examen des propriétés physiologiques du lait de femme.

Le lait se présente, au début de la lactation, à l'état colostral et, lorsque la fonction est établie, à l'état de lait proprement dit.

Nous avons dit que le lait était un aliment complet. En effet que renferme-t-il ? Par la filtration on sépare les globules butyreux; et l'aspect émulsif que conserve alors le liquide filtré est dû à la caséine en suspension dans l'eau, qui contient encore de l'albumine, du sucre et des sels. Le beurre, matière grasse, et le sucre, substance hydro-carbonée, entretiennent la chaleur animale ; la caséine matière azotée, fournit avec l'albumine les éléments des divers tissus, et les sels sont nécessaires à la formation du sang et au développement des os. D'après Hoppe Seyler, le lait renferme des gaz, les uns en dissolution, l'oxygène et l'azote; l'autre, à l'état de combinaison, l'acide carbonique. D'autres éléments, la cholestérine (*Bull. Soc. chim.* 1866, t. X), l'urée (Picard), l'hématine (Marchand), les acides lactique, butyrique y ont été signalés. Quant à la lacto-protéine, substance albuminoïde, elle n'est pas particulière au lait, comme on l'avait cru. A. Gautier l'a trouvée dans le blanc d'œuf. Il suffit d'énumérer ces substances azotées, hydrocarbonées et salines ; nous n'avons pas à étudier l'analyse quantitative du lait.

Le beurre dans le lait normal forme des globules réguliers, volumineux, diaphanes, de 1/100 à 1/500me de millim. Chacun de ces globules est-il environné d'une enveloppe albuminoïde ? Telle serait l'opinion de

Dumas, Henlé, Mitscherlich, Lehmann, Moleschott. D'autres observateurs, Quevenne, Simon, Donné, Joly et Filhol, sont d'une opinion contraire. Enfin d'après M. Robin (*Leçons sur les humeurs*), on peut rencontrer des leucocytes dans le lait, mais jamais les globules butyreux ne possédent d'enveloppe ; ce sont de simples gouttes de matière grasse en émulsion dans le liquide.

D'après M. Robin, chaque sein fournirait par jour 720 grammes de lait environ, et par heure 25 à 30 grammes, mais est-il utile d'ajouter que cette quantité varie avec le régime, le nombre des succions opérées et probablement suivant les nourrices. La déterminer exactement est donc impossible.

Quelles sont enfin les conditions que présente le lait d'une bonne nourrice? Il est opalin, blanc bleuâtre, d'une saveur sucrée, d'une odeur faible et riche en beurre. « Lactis bonitas, dit Van Swieten, cognoscitur, si « odorem non ingratum spiret, album fuerit, dulcis et « saccharini quasi saporis, si aqua pura mixtum æqua- « billissime diluatur...... Simul laudatur, si non om- « nino album et opacum fuerit, sed aliquid subcœru- « lescentis habeat semipellucidum quasi. » *Morbi infantium.* — § 1354). Les globules seront nombreux, réguliers, volumineux ; la caséine peu coagulable même par la présure et, après ébullition, il ne donnera pas trace de coagulation à l'examen par le microscope. Cette faible coagulabilité a été démontrée par Mengenhofen (*Dissert. chimica sistens indagationem lactis mulieris. — Francfort*, 1816). On admet que ces qualités sont celles du lait sécrété par une femme parfaitement saine, âgée de 20 à 30 ans, brune ou blonde ; car, comme le fait observer Trousseau, la coloration des cheveux importe peu.

Le colostrum est caractérisé par la présence de corps d'aspect framboisé (corps granuleux de M. Donné) et, d'après certains auteurs, doués de mouvements amiboïdes. Pour M. Robin, ils sont formés par des globules butyreux agglomérés, ayant l'aspect de gouttes d'huile. Le colostrum perd sa coloration jaunâtre vers le troisième jour, au moment où ces corps granuleux deviennent plus rares.

D'après Simon, le lait colostral serait plus riche en caséine et en beurre que le lait normal. On y a trouvé de l'albumine, qui ne disparaît que vers le quinzième jour de la lactation.

Au delà de la période colostrale, les qualités du lait varieraient peu. Cependant, Doyère et Parmentier, Vernois et Becquerel, admettent une augmentation de lactose. Mais, d'après Simon, le lait du début de la lactation serait le plus riche en sucre. Méhu (*chim. méd. appliquée aux recherches cliniques*) partage cet avis et de plus fait remarquer avec raison que le lait de femme est des plus variables dans sa composition. Aussi il existe peu de concordance entre les diverses analyses chimiques.

Pour terminer ces quelques considérations physiologiques sur le lait, il faut remarquer avec Peligot, Filhol et Joly, que la fréquence des traites fait varier la quantité du beurre. Le lait d'une femme qui n'a pas donné le sein depuis un certain temps, est séreux, pauvre en éléments solides ; celui qui se montre vers la fin de la succion est, au contraire, riche en matières grasses. Ce fait, a donné lieu dans l'industrie du beurre à la méthode des traites fractionnées.

Il resterait à étudier les modifications du lait sous l'influence des agents physiques, des ingesta, des fonctions génitales, etc., etc., nous le ferons dans la deuxième partie.

Ces modifications doivent être considérées surtout au point de vue de leur influence sur la santé de la nourrice et du nourrisson.

II. Causes qui influent sur la lactation.

La science possède peu d'observations relatives à la question qui fait l'objet de la seconde partie de ce travail. Les causes qui influent sur la lactation sont nombreuses ; elles se rapportent : 1° aux fonctions génitales ; 2° aux phénomènes moraux et sensitifs ; 3° aux exercices corporels et aux agents physiques ; 4° aux ingesta alimentaires et médicamenteux ; 5° aux maladies antérieures ou concomitantes à la lactation, ou bien à celles qui sont directement sous sa dépendance.

1° *Troubles dépendant des fonctions génitales.*

Le retour prématuré des règles, les rapports sexuels et la grossesse influent sur la lactation ; en vertu du consensus qui unit les fonctions génitales et les fonctions mammaires :

a. *Du retour prématuré des règles.* — Dans la majorité des cas la suspension des régles dure autant que la lactation. D'une statistique faite par M. Boutequoy (*loc. cit.*), il résulterait que le nombre des nourrices réglées est d'autant plus grand qu'on s'éloigne plus du début de la lactation. Sur 312 nourrices, 18 voient reparaître leurs règles dans les six premiers mois, 22 entre le huitième et le dixième mois; 29 entre dix et douze mois et 197 au delà du quinzième mois. L'influence de l'alimentation supplémentaire ajoutée progressivement à l'allaitement à mesure qu'on s'éloigne du début de la lactation, n'est peut-être pas étrangère à ce retour des règles; car par le fait de cette alimentation supplémentaire, l'enfant demande moins.

Quelle influence le retour des règles exerce-t-il sur la lactation et sur le nourrisson? Voici d'abord le résumé d'une observation : Une jeune nourrice, vers le cinquième mois de l'allaitement, voit revenir ses règles. A chaque époque menstruelle, l'enfant devient triste; ses traits s'altèrent, il a des coliques, de la fièvre. Le lait est séreux et bleuâtre. Dès que la période menstruelle est achevée, tout rentre dans l'ordre (*Dict. en* 30 *vol.*, *art. Nourrice*).

D'après Trousseau (*Clin. méd.*, t. III, p. 125), une menstruation abondante se traduit par la suppression de la lactation, une menstruation modérée par des altérations du lait, et chez la nourrice, des troubles intestinaux et un état maladif chez l'enfant.

Pour M. Gendrin, « quand les règles surviennent chez les nourrices elles sont moins abondantes que dans l'état habituel. La sécrétion mammaire diminue; le lait est séreux et moins riche en principes nutritifs; on en peut juger par la diminution des granulations... Le lait se rapproche de l'état de colostrum, acquiert même des propriétés laxatives qui se montrent par des coliques, des selles diarrhéiques dont le nourrisson est atteint, tant que dure l'hémorrhagie utérine. » (*Traité philos. de méd. prat.*)

Il semblerait, d'après Chailly (*Traité d'acc.*), que le lait reste normal, et que les troubles observés chez l'enfant ont leur cause dans l'état général cataménial. Pour Raciborski et pour M. Jacquemier. (*Nouv. Dict., encycl.* art. *Allaitement*) il en serait de même.

Que doit-on conclure de ces opinions contradictoires ? Il est certain que le lait subit des modifications ; la diminution des globules butyreux et par conséquent de la crème, et la coloration bleuâtre du lait en résultent ; Becquerel cependant aurait constaté chez trois nourrices que le lait devenait plus séreux. Cette analyse contredit les faits cités plus haut; mais au point de vue clinique, c'est-à-dire relativement à la santé de l'enfant, on sait qu'un lait trop riche est préjudiciable autant qu'un lait trop pauvre. Aussi, croyons-nous que constamment les règles ont une action défavorable sur la lactation, même si on met de côté les troubles fonctionnels qui accompagnent l'état cataménial et qui peuvent retentir sur l'enfant.

M. Cazeaux (*Traité d'accouch.*, p. 1192) fait remarquer que certaines nourrices tombent dans le marasme sous l'influence de la déperdition utérine jointe à celle des mamelles; d'autres voient leur lait diminuer en quantité, et en qualité; d'autres enfin, et ce sont les plus nombreuses, supportent le retour de la menstruation sans danger pour l'enfant et sans troubles graves de la lactation.

Ne pas suspendre immédiatement l'allaitement, parce que les règles reviennent, nous paraît donc important. Si l'enfant maigrissait, si des accidents intestinaux survenaient, il faudrait suppléer à l'allaitement devenu insuffisant, changer de nourrice ou sevrer, suivant les cas, l'âge de l'enfant et la nature des accidents. Au reste, suivant la remarque de M. Gendrin, le plus souvent, « si la femme continue d'allaiter, le flux menstruel ne se reproduit pas régulièrement et, quand il revient, ce n'est qu'à des intervalles éloignés et en petite quantité. » — Enfin notre conclusion sera celle de Van Swieten (*loc. cit.*). — « Si nihil in sanitate mutatum invenio, si lactis copia « et qualitas omni dote bonæ fuerint, meo consilio, nun- « quam mutata fuit nutrix.... Bona fide asseverare pos- « sum me nunquam, sub datis conditionibus, aliquid « damni observavisse, si lactantes menstruantesque « nutrices ubera ducerent. Plus metuendum videtur a « frequenti nutricum mutatione. »

b. *Des rapports sexuels et de la grossesse.* — Trousseau, à l'exemple de Lamotte et de Puzo, ne prohibe pas les rapports sexuels, mais il les veut modérés. Cette pensée si prudente est un trait d'union naturel entre l'opinion des anciens, Hippocrate, Galien, Aétius, qui défendaient tout rapport sexuel, et celle des auteurs plus modernes, tels que Van Swieten, qui ne leur attribuaient d'influence fâcheuse que s'ils provoquaient la grossesse.

Cependant M. Bouchut (*Hygiène de la première enfance*) cite le cas d'une femme qui, après chaque rapprochement sexuel, voyait son enfant tomber dans de violents mouvements convulsifs. N'y a-t-il pas à se poser la question d'impressionnabilité de la nourrice et aussi du temps écoulé entre l'acte génésique et la succion du sein par l'enfant ? Peut-être est-ce là qu'il faudrait chercher l'explication du fait que nous venons de citer d'après M. Bouchut.

Cependant nous nous en référons à l'opinion de Trousseau qui est celle de Platner (*Dissert. de victu et regimine lactantium*, § 35). D'ailleurs, dans la pratique, lorsque la mère allaite elle-même son enfant, serait-il toujours possible d'empêcher les rapports conjugaux?

Plus nette et plus précise est l'influence de la grossesse. Malgré les exemples de nourrices devenues enceintes durant la lactation, et qui conduisaient à bon terme et simultanément la gestation et l'allaitement, malgré les faits cités par Van Swieten (*loc. cit.*), la majorité des auteurs s'accordent pour redouter les fâcheux effets de la grossesse sur le nourrisson. Aussi adopterons-nous sans nulle hésitation l'opinion de Cazeaux, pour qui la grossesse amène une diminution du lait, qui perd une partie de ses propriétés nutritives, de sorte que la gestation est incompatible avec un bon allaitement.

2° *Troubles dépendant de phenomènes moraux ou sensitifs.*

Nous n'entendons pas parler du trouble que, d'après Stahl (*Vraie théor. méd.*), certaines nourrices éprouveraient lorsque, donnant le sein en public, leur mamelon se raidit et ne laisse plus échapper une goutte de lait. Cette pudeur exagérée, si elle rend un moment la lactation impossible, est sans importance. Il n'en est pas de même des émotions plus profondes : les unes, à développement lent, telles que la nostalgie, la tristesse, amènent la diminution progressive du lait en quantité et en qualité ; les autres, telles que la frayeur, la colère, à début subit, de courte durée, provoquent de brusques altérations du lait. Un fait connu est celui de cette nourrice qui vit son mari menacé par un soldat armé d'un sabre. Un moment après, elle donne le sein à son enfant, qui le prend d'abord avec avidité, puis le refuse, tombe dans une violente agitation et meurt. (*Ann. medic. britan.*, t. I, 1821.)

Petit-Radel, cité par M. Bouchut (*loc. cit.*), raconte qu'un enfant fut saisi de graves convulsions, après avoir pris le sein d'une nourrice qui venait d'être violemment frappée.

La colère donne lieu à des accidents non moins graves. Van Swieten l'affirme en ces termes : « Certa « enim observata docuerunt infantes qui ira furen- « tium obstetricum ubera duxerunt, subito convulsos « fuisse. » M. Blondin, commentateur de Stahl, raconte le fait suivant : « Mme X... avait son fils en nourrice. A la suite d'une violente colère, la nourrice est prise d'une attaque épileptiforme. Quelques jours après, à la même heure, sans cause appréciable, renouvellement de l'attaque. Dans la même nuit, à la même heure, l'enfant présente les mêmes symptômes. On le change alors de nourrice; la femme qui l'allaite est à son tour atteinte de symptômes spasmodiques, qui n'ont pas de suites. Au reste l'enfant et la première nourrice guérirent bientôt. Citons à côté du résumé de l'observation de M. Blondin, ce fait bien connu rapporté par Levret : A la suite d'un accès de colère, une femme donne son lait à un jeune chien. Celui-ci est atteint de mouvements épileptiformes.

On a attribué à la colère une influence d'un autre genre. Contesse (*thèse inaug.*, 1837) raconte qu'une femme, mère de onze enfants, sujette aux accès de colère, avait nourri les dix premiers. Ces derniers moururent tous de maladies de langueur. Elle-même mourut d'une maladie aiguë, peu après la naissance du onzième enfant. Celui-ci fut confié à une nourrice étrangère et a toujours possédé une brillante santé. Il ne répugnerait pas de voir, dans ce cas, l'effet d'un trouble léger sans doute, mais répété, du liquide nourricier.

Un fait analogue, mais plus probant, parce qu'on a pu assister à une partie des accidents, est le suivant, raconté par Cazeaux : Une nourrice entrée à l'hôpital Cochin et très-irascible eut des discussions violentes avec sa voisine. A la suite d'un de ses emportements, son enfant eut le lendemain de graves convulsions. Après sa sortie de l'hôpital, les mêmes accidents se reproduisirent dans des conditions identiques. La même femme avait déjà perdu deux enfants par suite de convulsions.

Les émotions, ou tristes ou violentes, ont donc une influence incontestable sur la lactation et amènent, chez le nourrisson, des troubles convulsifs.

Les émotions gaies, l'approche seule de l'enfant, peuvent faciliter la lactation ; et, en général, cette influence n'existerait que pour les femmes qui s'attachent à leurs enfants. Des influences semblables existeraient chez les animaux, si on en croit le témoignage, si souvent rapporté, d'Ollivier de Serres (*Théâtre d'agriculture*), d'après lequel la présence d'un veau suffirait pour engager les vaches à se laisser traire.

Enfin, les influences sensorielles peuvent-elles troubler la sécrétion lactée? Nous ne connaissons qu'un seul fait ; le suivant : Siébold raconte qu'il a connu une nourrice, chez laquelle l'odeur seule du camphre suffisait pour suspendre la sécrétion du lait.

Il faut conclure de ces faits que les émotions morales, ressenties par la mère, peuvent retentir sur l'enfant. Le lait est-il l'intermédiaire de cette transmission, ou bien faut-il admettre une sympathie unissant la nourrice à l'enfant ? Nous inclinerions volontiers vers la première hypothèse ; car c'est seulement au moment où la nourrice donne le sein que les accidents apparaissent.

3° *Troubles relatifs aux exercices corporels exagérés.*

Les auteurs anciens, d'après Van Swieten (*loc. cit.*), étaient loin de proscrire les exercices corporels. Dans les campagnes, durant l'allaitement, nombre de femmes n'interrompent pas leurs travaux habituels et le plus souvent le lait qu'elles sécrètent présente des qualités favorables. Il est vrai que ces fatigues sont en rapport avec les habitudes acquises et qu'il n'en serait pas de même de travaux excessifs et inaccoutumés.

Nous n'entendons pas parler ici de ces fatigues continuelles par travail ou par excès, où la nutrition incomplète de la mère justifie facilement un lait pauvre, mal élaboré, peu abondant; mais de ces fatigues passagères qui ne sont pas moins, comme le fait remarquer M. Gendrin, une cause fréquente d'accidents gastro-intestinaux chez l'enfant. Cet auteur autorisé appuie son opinion sur les témoignages de Starck (*Coll. Schrœder.*, t. I, p. 378) et d'Ettmüller (*Op.*, t. II, p. 2).

L'analyse chimique a montré que le lait est altéré par les fatigues et qu'il s'enrichit en beurre par le repos. MM. Filhol et Joly ont constaté que le lait du matin est plus riche en matières solides que celui du soir. Un agriculteur célèbre, Mathieu de Dombasle (*Annales de Roville*) avait remarqué depuis longtemps que les vaches nourries à l'étable donnaient un lait plus riche que celles qui parcouraient les pâturages. Pleyfair a démontré que le lait d'une femme bien nourrie et restant au lit devenait plus riche en beurre et en caséine.

Les travaux pénibles ont encore un autre inconvénient. Ils éloignent trop les moments auxquels l'enfant doit prendre le sein. La glande mammaire privée de l'excitation due à la succion, ne sécrète plus avec la même abondance.

Les exercices, s'ils sont nécessaires à la nourrice ne doivent donc jamais être violents; le travail doit être modéré; le proscrire serait souvent troubler des habitudes acquises ; en tolérer les excès serait provoquer des altérations du lait et des troubles dans la santé du nourrisson. Enfin, si l'exercice est un fait d'habitude, comme chez les nourrices venant des départements, on doit y suppléer par de longues et fréquentes promenades au grand air.

Troubles dus aux agents physiques.

L'impression du froid produit certainement les effets que Stahl, comme nous l'avons vu, attribuait à un sentiment exagéré de pudeur. Il raidit le mamelon et suspend l'excrétion du lait.

Une chaleur trop élevée, surtout une chaleur humide, est une cause de gerçures et de fissures du mamelon.

L'électrisation, d'après M. Bouchut (*Hyg. de la première enfance*), a été employée pour augmenter et même rétablir la sécrétion mammaire diminuée ou tarie ; il est inutile de dire que l'électricité agirait évidemment comme excitant de la glande mammaire.

D'après le même auteur, l'état électrique de l'atmosphère peut amener des troubles dans la lactation. Il a, dit-il, connu une femme habituellement très-agitée par l'état électrique de l'atmosphère. Si, au moment où elle éprouvait cette impression, elle donnait le sein à son enfant, celui-ci était saisi d'une violente agitation pouvant aller jusqu'aux spasmes convulsifs. Cette observation aurait besoin d'être appuyée par d'autres faits ; mais nous n'en connaissons pas de ce genre. Nous n'insisterons donc pas et, de plus, en ce qui concerne les influences atmosphériques, nous croyons que la femme qui allaite doit se conformer seulement aux lois de l'hygiène générale.

4° *Troubles relatifs aux ingesta.*

Les ingesta peuvent être alimentaires ou médicamenteux. Nous nous occuperons d'abord des premiers.

a. *Ingesta alimentaires.* — On doit les considérer au point de vue de la quantité et de la qualité.

D'après M. E. Decaisne (*communication à l'Acad. des sciences, juin* 1871), l'alimentation insuffisante amène une diminution dans le chiffre du beurre et de la caséine, du sucre et des sels et une augmentation de l'albumine. Cette dernière est en proportion inverse de la caséine. De plus, après quatre ou cinq jours d'une alimentation réparatrice, la composition du lait est sensiblement modifiée. Ces observations justifient les observations recueillies par M. le professeur Bouillaud

(*Archives gén. de méd.* 1833, 1re *série*, t. XVI, p. 358). Ces faits prouvent qu'à la suite d'une alimentation défectueuse, les nourrices meurent souvent dans le marasme; que le lait devient rare, de mauvaise qualité, nuisible pour l'enfant. « On ne saurait croire, ajoute l'illustre « professeur, combien de nouveau-nés périssent ou languissent dans un état de marasme ou de rachitisme, « par cela seul qu'ils sucent un mauvais lait. » Il est facile de comprendre qu'une femme mal alimentée, obligée d'avoir recours à l'autophagie pour élaborer son lait, tombe bientôt dans le marasme et donne un lait profondément altéré.

Existe-t-il des modifications du lait suivant la nature des aliments? Assurément, oui; car il est prouvé que l'alimentation exclusivement animale a pour effet de remplacer la caséine du lait par l'albumine. Filhol et Joly (*Recherches sur le lait. Mém. des savants étrangers: Acad. Roy. de Belgique*, t. III, p. 1), en soumettant une chienne à une alimentation tantôt végétale, tantôt animale, obtenaient un lait alternativement caséeux et albumineux. D'après les mêmes observations, une alimentation de bonne qualité augmenterait la quantité du beurre; tandis que la caséine et la lactose ne varieraient pas. D'après Dumas (*Compte-rendu, Acad. Sc.*, t. XXI, p. 707), la lactose qui manque dans le lait des carnivores, s'y montrerait, dès qu'on les soumet à l'alimentation végétale. A ces opinions qui sont celles de Chevalier et Henry, de Péligot, on peut opposer celles de Boussingault et Lebel (*Annales de chim. et phys.* 1839, t. LXIII), qui ne considèrent pas la nature des aliments comme influant sur la quantité et la constitution chimique du lait.

Enfin une opinion longtemps reçue par les anciens médecins, opinion qui n'est peut-être pas sans fondement, considère les aliments d'origine végétale comme très-favorables à la lactation.

Devant de telles divergences d'opinions, nous croyons qu'une alimentation variée abondante et surtout en rapport avec les mœurs et les habitudes de la nourrice, sera le régime le plus favorable.

Le changement de régime, d'après tous les observateurs, diminue en quantité la sécrétion lactée. De plus, l'usage des viandes succulentes, de mets épicés, cause des troubles digestifs chez les nourrices des campagnes habituées au régime végétal. Les habitudes acquises doivent donc être respectées dans une certaine mesure.

Il en est de même de l'usage du vin au lieu de la bière, de la piquette dans les contrées où l'usage de ces boissons est répandu. La quantité d'eau absorbée, d'après Darcet (*Compte-rendu de l'Académie des sciences*, t. LXI, p. 243, et t. LXIII, p. 245), augmenterait la quantité du lait sécrété. Le sel marin donné aux animaux, dans le but de favoriser la lactation, n'agirait alors qu'en augmentant la soif et par conséquent la quantité de boisson absorbée.

L'abus des boissons alcooliques, du café, du thé et, en général, des excitants peut nuire à la lactation. L'ivresse, d'après Boerhaave, est une cause de convulsions chez l'enfant, et la réalité de ce fait a été souvent constatée.

Il existe des substances qui ont une fâcheuse influence sur la lactation, qui altèrent les qualités du lait et en éloignent ainsi l'enfant qui refuse de prendre le sein maternel. Aétius (lib. IV, cap. 4) recommandait aux nourrices d'éviter l'usage des salaisons et des substances trèsodorantes. En effet, les alliacées, les crucifères, surtout le navet et le chou, donnent au lait leur saveur ; l'absinthe, le laitron des Alpes, les feuilles d'artichaut, le rendent amer ; la garance le colore, la gratiole le rend purgatif, la colchique, la staphysaigre, les euphorbiacées lui donnent des propriétés toxiques. D'après le Dr Tarjani, les ombellifères narcotiques passent dans le lait sans nulle altération et lui communiquent des propriétés malfaisantes pour l'homme et les animaux. Aux environs de Rennes, où se fabrique le beurre de Prévalaye, on connaît l'influence fâcheuse des fleurs de châtaigniers qui donnent au lait et au beurre un goût désagréable. Au contraire, les labiées, les composées et les ombellifères aromatiques lui communiquent cette saveur agréable que possède le lait des vaches nourries dans les pâturages célèbres de certains pays d'élevage.

Péligot a montré qu'une ânesse nourrie avec des carottes, sécrétait un lait dont le résidu possédait l'odeur et la couleur de ce végétal. D'après M. Magne (*Hygiène vétérin. appliquée*, t. II, p. 238), la morelle noire, les champignons vénéneux, la carie, la rouille des céréales, altèrent le lait en qualité et en quantité. Enfin la prèle fluviale (*Equisetum fluviale*) lui enlèverait toute saveur.

Signaler les effets de certains aliments suffit, croyons-nous, pour faire proscrire du régime des nourrices toutes les substances susceptibles d'altérer le lait, de lui donner une odeur, une saveur ou une coloration désagréables.

b. *Ingesta médicamenteux*.—Certaines substances administrées à la nourrice dans un but thérapeutique peuvent agir sur le nourrisson par l'intermédiaire du lait.

Stahl (*Vraie Théorie médicale*, art. VIII, § 8) regardait comme un fait avéré la possibilité de purger les nourrissons au moyen de substances administrées à la nourrice, et Haller a pu traiter les coliques des nouveau-nés en donnant à la femme qui allaitait l'anisum pimpinella. Il les purgeait par le même procédé au moyen de la rhubarbe.

D'après Péligot, le lait habituellement acide des ânesses nourries avec des carottes devient alcalin, si on leur donne du bicarbonate de soude.

Le chlorate de potasse, le chlorure de sodium s'y rencontrent également. L'iode, l'iodoforme, les iodures alcalins se retrouvent dans le lait trois ou quatre jours après l'ingestion (*Hertwig*, *Schmits Jahresb.*, t. CX, p. 85). M. Maître a montré l'iode dans les urines de jeunes chiens dont les mères recevaient de l'iodoforme. Le borax, l'acide borique y passent également.

Les sels d'antimoine, d'arsenic, de bismuth, de fer, de plomb, de zinc, de cuivre, s'y montrent d'autant plus rapidement qu'ils sont plus solubles.

L'opium administré à la nourrice agirait sur l'enfant, d'après M. Bouchut, qui cite le fait suivant : « Mme P..., atteinte de névralgie, prend des pilules de morphine. A dater de ce moment, son enfant, âgé de quatre mois, a une constipation difficile à vaincre » (*Bouchut*, *loc. cit.*). En serait-il toujours ainsi ? Nombre de nourrices qui prenaient du sirop de morphine, et que nous avons interrogées, nous ont dit que leurs enfants n'éprouvaient aucun effet. D'après M. Beaugrand (*Dictionnaire encyclopédique*, art. *Lait*), l'opium et la morphine administrés à une chèvre n'ont produit aucun effet à des lapins auxquels on en faisait prendre le lait.

L'emploi de l'éther par la mère, d'après M. Godey, cité par Cazeaux, aurait fait refuser le sein par un nourrisson, durant trois jours. L'acide azotique donnait à ce lait une coloration rose-lilas. Cazeaux ne se prononce pas sur cette question, et nous avons obtenu quelquefois cette coloration avec le lait de femmes qui ne prenaient aucun médicament. Cette coloration n'aurait donc pas de signification. Notre excellent maître, M. A. Desormeaux, nous a cité le fait d'une femme qui faisait abus des perles d'éther et qui, cependant, a pu nourrir trois enfants sans voir survenir de troubles dans leur santé.

L'alcool, d'après M. Lewald, ne passe pas dans le lait; cette opinion n'est pas celle de Marchand.

Le chloroforme administré en inhalations anesthésiques est inoffensif pour l'enfant. Voici un fait que nous avons observé à l'hôpital Necker, dans le service de M. Desormeaux : « La nommée M... (salle Sainte-Marie, lit n° 17) est soumise à l'anesthésie par le chloroforme pour pratiquer la dilatation forcée d'une fissure anale. Après un sommeil anesthésique prolongé durant douze à quinze minutes, la femme se réveille, donne le sein à son enfant, qui le reçoit avec avidité. Dans la même journée et les jours suivants, l'enfant n'éprouva ni troubles digestifs, ni sommeil plus fréquent que d'habitude. Le lait ne paraît altéré ni en qualité, ni en quantité. »

Le sulfate de quinine, d'après MM. Chevallier et Henry, ne passerait pas dans le lait. Autre est l'opinion de M. Landerer (*Arch. der Pharm.*, t. CXLI, p. 167) qui cite le fait d'une femme qui prenait du sulfate de quinine pour guérir la fièvre intermittente de son nourrisson. Le lait, paraît-il, était amer et contenait de la quinine.

Les nitrates, les sulfures sont réfractaires. Les acides végétaux, d'après Marchand (loc. cit.), augmenteraient la quantité d'acide carbonique contenue dans le lait; tel n'est pas l'avis de M. Harnier.

Enfin le sucre de raisin, celui de canne, injectés dans les veines, ne se retrouvent pas dans le lait, d'après M. Cl. Bernard.

Nombre d'ingesta médicamenteux absorbés par la nourrice se retrouvent donc dans le lait. Aussi la thérapeutique a-t-elle pu tirer de ce fait d'heureuses applications. Nous ne faisons que rappeler l'iodure de potassium dont l'influence sur le nourrisson est admise par tous. Il n'en est pas de même du mercure: Lewald, Labordette, Orfila, admettent son efficacité; elle est niée, au contraire, par Péligot, Chevallier et Henry. Les expériences modernes ne permettent plus le doute sur cette question. D'ailleurs, Orfila raconte (*Ann. d'hygiène*, 1re série, t. XXXIX, p. 453, 1848) que le lait d'une vache soumise au traitement mercuriel pour la destruction des tiques, causa chez des paysans des symptômes de stomatite mercurielle. Cette observation montre bien que, s'il est des cas où la chimie donne la sanction à l'expérience clinique, il en est d'autres où l'impuissance des réactifs peut être suppléée par les preuves physiologiques.

5° *Troubles résultant d'influences morbides.*

Quelle est l'influence de la lactation sur la santé de la mère? Pour certains médecins, point d'hésitation;

l'allaitement maternel conjurerait la plupart des maladies consécutives à la parturition.S'il en est ainsi, dans les cas où règne un juste équilibre entre les forces de la nourrice et les fatigues de la nouvelle fonction, il n'en est pas moins vrai que, dans nombre de circonstances, il paraît être en rapport avec une série d'accidents. En effet, la chloro-anémie de la grossesse, accrue par les pertes de sang de la parturition, augmente encore sous l'influence de l'allaitement.

Monneret (*Pathologie générale*) fait observer que les tissus sont mous et bouffis, que l'urine est anémique, que les gastralgies, les névralgies, l'anasarque, l'albuminurie se montrent souvent pendant la lactation. Le professeur Nasse (*Gazette médicale,* 1842) a vu la cornée se ramollir chez des nourrices épuisées. Le sevrage de l'enfant faisait disparaître ce symptôme, qui se montrait dès qu'il prenait de nouveau le sein. M. Marcé (*Traité de la folie des femmes enceintes*, etc.) cite le passage suivant de Gaubius qui exprime bien cet état morbide : « L'excrétion du lait, supérieure aux forces de celle qui nourrit, cause, après avoir ôté au corps sa nourriture, la faiblesse, la pâleur, la maigreur, le désordre dans la circulation, la fièvre lente, la phthisie, les sueurs abondantes et les fausses couches ; la force nerveuse s'affaiblit; aussi elle tombe dans une grande irritabilité, le manque de courage, la faiblesse, les palpitations, le vertige, l'affaiblissement des sens, surtout de la vue, et tous les symptômes vaporeux. »

Une nourrice est donc plus susceptible aux influences morbides acquises ou accidentelles; son état anémique l'y prédispose. Quelle est donc l'influence des affections antérieures; celle des maladies contemporaines et enfin quels sont les états morbides particuliers à la sécrétion et à l'excrétion lactées?

Maladies antérieures à la lactation. — Parmi les maladies qui existent avant l'établissement de la lactation, les unes ont été acquises avant la gestation, les autres se sont développées dans le cours de celle-ci et persistent après la parturition.

La goutte, la gravelle qui constituent la diathèse urique, la tuberculose, la myopie, le strabisme, la surdi-mutité, le pied bot, la chorée, l'épilepsie sont des affections datant de loin et fatalement héréditaires. D'autres, telles que la variole, peuvent être acquises durant la gestation.

Que ces maladies agissent ou non sur le lait, il n'en est pas moins évident qu'elles ne sont pas transmises par la lactation; elles lui sont antérieures, le fœtus a pu les recevoir dans le long contact qu'il a eu avec l'organisme maternel, durant la gestation : ce sont des maladies connées.

Leur influence pourra ne se manifester que tardivement, et leur évolution dépendra souvent de conditions accessoires. Une bronchite, par exemple, sera l'occasion d'une évolution tuberculeuse, chez le descendant de parents tuberculeux. En général, même, cette évolution sera plus lente dans les diathèses que dans les intoxications. Il résulte des faits cités par M. Constantin Paul (*Études sur les prépar. de plomb. Arch. gén. de méd.*, 1860), que l'influence héréditaire pouvait s'exercer après la naissance, mais que cette influence semblait s'épuiser à mesure qu'on s'éloignait de la naissance.

En effet, la mortalité des enfants serait d'autant moindre que l'âge du nourrisson est plus élevé.

Ces maladies peuvent influer sur l'allaitement, lorsque la mère épuisée ne donne qu'un lait peu abondant, séreux et pauvre. Aussi les cachexies tuberculeuse, cancéreuse, paludéenne, plombique, sont des obstacles à l'allaitement, dans l'intérêt de l'enfant qui recevrait un lait altéré. De plus, la santé maternelle exige l'absence de fatigues physiques et morales, fatigues inséparables de l'allaitement. Cette règle ne s'applique qu'aux états morbides qui portent atteinte à l'organisme tout entier. Il est inutile de dire que les déformations congénitales héréditaires en sont indépendantes.

On sait enfin que la grossesse accélère la phthisie (Grisolle, *Path. int.*, VII), que la chloro-anémie s'aggrave sous l'influence puerpérale. Il faut donc proscrire l'allaitement chez les femmes menacées de ces évolutions morbides ; il le faut par prudence, dans l'intérêt de la mère plus encore peut-être que dans celui de l'enfant.

b. *Maladies contemporaines.* — Les affections constitutionnelles peuvent demeurer longtemps latentes, échappant ainsi à l'investigation clinique. L'allaitement est alors entrepris, des manifestations morbides apparaissent; quelle influence ont-elles sur la santé de la mère et de l'enfant? Il en est de même des maladies aiguës.

Examinons d'abord quelle est l'influence de ces états pathologiques sur le lait? On admet généralement que le lait d'une nourrice malade convient peu à l'allaitement. Dans les affections aiguës, les analyses de Vernois et Becquerel signalent une augmentation de la caséine, et une diminution de la lactose. D'après Simon, dans la fièvre, la caséine et le beurre augmenteraient.

Dans les affections chroniques, d'après Vernois et Becquerel, le beurre et la caséine diminueraient; les sels augmenteraient, et le sucre ne varierait pas. Le lait plus séreux prendrait une coloration bleuâtre. Enfin, dans la diathèse tuberculeuse, l'analyse chimique ne révélerait aucune modification *sensible*. Donc, dans les maladies aiguës, le lait est altéré par l'augmentation des principes solides; dans les affections chroniques, par la diminution de ces mêmes principes, et dans l'un et l'autre cas, il peut causer des troubles gastriques chez le nourrisson. Cependant, il est loin d'en être toujours ainsi, surtout dans les affections aiguës, rhumatisme articulaire aigu, pneumonie, fièvre typhoïde.

Sous l'influence des maladies qui augmentent la quantité relative des principes solides, telles que la pleurésie, l'entérite, la fièvre puerpérale, la fièvre de suppuration des phlegmons, les globules butyreux se rapetissent, et sous le microscope prennent l'aspect pulvérulent des granulations de l'état colostral.

Existerait-il des altérations qui échappent à l'analyse chimique et micrographique? on peut le croire. On connaît les effets toxiques redoutables du lait dans l'affection nommée « milk-dickness, » affection particulière aux provinces de l'ouest des États-Unis d'Amérique. La propagation de cette maladie des animaux chez l'homme se ferait par le lait, le beurre même et le fromage transportés au loin. Cependant, les analyses chimiques et l'examen micrographique ne révéleraient aucune altération sensible.

Les maladies intercurrentes ne présentent pas sans doute la gravité qui les rend si funestes, quand elles se montrent durant la grossesse. Du moins, le silence des auteurs à ce sujet tendrait à le faire penser.

En est-il de même des affections nerveuses qui surviennent à l'occasion de la lactation?

La folie puerpérale (Marcé, *loc. cit.*), qui se montre pendant l'allaitement, survient sous l'influence d'une débilitation générale; aussi est-elle plus fréquente, d'après Esquirol, dans les classes pauvres, où les nourrices ne reçoivent qu'une alimentation insuffisante et mauvaise. Le sevrage de l'enfant, la cessation de l'allaitement auraient une influence non moins funeste. Aussi, d'après Marcé (*loc. cit.*), l'action du sevrage a été quelquefois mal envisagée : «On suspend l'allaitement, parce que la femme est déjà souffrante; le sevrage est insuffisant pour arrêter les accidents.» L'organisme, habitué aux pertes quotidiennes de la lactation, éprouve, le jour où elles sont supprimées, une réaction défavorable, produisant un état de pléthore par la suspension brusque de la sécrétion lactée.

Enfin, faut-il signaler les observations citées par M. Baillarger (*Ann. médico-psychol.*, 1857, p. 304), dans lesquelles la sécrétion lactée a été provoquée chez des aliénées, dans un but thérapeutique? Les heureux effets de cette médication sur l'aliénation mentale sont curieux assurément, mais il y a loin de là à ériger la lactation en une méthode curative.

Les formes de la folie puerpérale sont surtout la manie et la monomanie. Le coma, la léthargie, le somnambulisme sont rares; l'allaitement peut les dissiper;

mais les femmes qui y sont prédisposées doivent, autant que possible, éviter les fonctions de la maternité.

La *tétanie* reconnaît la lactation pour cause la plus fréquente; c'est l'opinion de Trousseau (*Clinique médic.*, t. II, p. 197), et on a proposé comme moyen curatif, la cessation de l'allaitement. Voici, cependant, le résumé d'une observation dans laquelle l'allaitement a été continué, et où la malade a guéri. Nous la devons à l'obligeance de notre excellent collègue M. Taurin, interne de M. le professeur Chauffard. Nous avons pu voir nous-même la malade, et constater l'exactitude des faits.

La nommée Adélaïde L..., âgée de 19 ans, est entrée, le 22 février 1873, à l'hôpital Necker, salle Sainte-Cécile, lit n° 17. Elle raconte que, après une grossesse normale, elle est accouchée, sans nul accident, le 19 septembre 1872, et qu'elle a pu reprendre son travail le 15 octobre suivant. Un peu avant son mariage, il y a quelques mois, elle fut prise de douleurs au niveau du poignet droit; douleurs qui furent alors regardées comme rhumatismales, et qui, d'après la malade, ressemblaient à celles qu'elle éprouve en ce moment. Les doigts en contracture n'exécutaient qu'avec douleur les mouvements d'extension; et, de plus, la région n'était ni rouge, ni enflammée. Après neuf jours, tout rentra dans l'ordre. La malade n'a jamais été atteinte d'aucune autre affection antérieure; elle fut réglée à 16 ans; seulement, durant la grossesse, elle eut à subir des privations excessives et un travail exagéré, de trois heures du matin à sept heures du soir. Son enfant, qu'elle allaite, a conservé une bonne santé.

Le 19 janvier dernier, c'est-à-dire cinq mois après l'accouchement, la main, le poignet, l'avant-bras droit, sont devenus le siége de douleurs violentes. Ces régions sont celles où antérieurement elle ressentit les mêmes symptômes. De plus, la jambe droite présente les mêmes phénomènes. Enfin, depuis quinze jours, elle a eu des contrariétés nombreuses.

A son entrée (22 février 1873), on constate une contracture des doigts de la main droite, qui sont dans la demi-flexion. Le pouce est aussi dans la demi-flexion, mais sans adduction. Le poignet, la face externe de l'avant-bras présentent un léger gonflement, et sont en légère flexion et en pronation. Une pression légère au niveau des insertions musculaires de ces régions, provoque une assez vive douleur, qui se produit de la même manière, à l'union du grand pectoral et du deltoïde. Les mouvements communiqués ou volontaires d'extension des doigts, de supination de l'avant-bras, d'extension du bras sont également douloureux. La palpation de ces régions donne la sensation d'une résistance et d'une tension sur le trajet des muscles. A la jambe droite, mêmes symptômes dans les régions antérieure et postérieure. Les jumeaux, le tendon d'Achille sont douloureux à la pression ; les orteils rigides et dans la demi-flexion, tandis que le pied est dans l'extension. État général bon. Absence de diarrhée; diminution de l'appétit ; l'enfant prend le sein avec avidité ; le lait n'est pas altéré, et la lactation ne paraît pas fatiguer la mère.

Sous l'influence du bromure de potassium, le 27 février, la contracture diminue; les mouvements de la main, du pied, deviennent plus faciles et moins douloureux. La contracture, qui avait débuté le 19 février, a cessé le 27; elle a duré autant de temps que la première fois.

Le 28, une diarrhée survient qui dure jusqu'au 3 mars, malgré l'emploi du laudanum et du sous-nitrate de bismuth. Le 4 mars, l'état saburral de la langue fait prescrire un éméto-cathartique; et, le 5 mars, malgré la persistance de cet état saburral, l'appétit est revenu; le 7, enfin, la malade est guérie.

Durant toute la période de l'attaque, durant celle de la diarrhée et de l'état saburral, l'enfant n'a cessé de prendre le sein avec avidité, conservant toujours une vigoureuse santé. On peut conclure de ce fait que la tétanie n'influe pas défavorablement sur l'allaitement, pas plus que les accidents survenus dans le cours du traitement. De plus, il est impossible de ne pas constater que l'affection est survenue, chez une femme débilitée par des excès de travail et sous l'influence de chagrins. Ces deux causes ont été signalées dans les classes pauvres surtout, où elles sont fréquentes, où elles agiraient sans doute, comme dans les cas de folie puerpérale, ne nuisant pas à la santé du nourrisson, et ne nécessitant pas le sevrage dans la majorité des cas.

Parmi les affections d'origine nerveuse qui surviennent durant l'allaitement, peuvent se montrer les manifestations de l'épilepsie, de la chorée, de l'hystérie. A notre connaissance, il n'en existerait pas d'exemple certain. En tout cas, elles ne seraient alors que les manifestations d'un état héréditaire, sollicitées peut-être par l'allaitement.

L'hystérie, d'après un fait cité par Dayeux et Parmentier, altérerait la qualité du lait, qui deviendrait épais, visqueux, analogue à l'albumine de l'œuf. Malheureusement, ces auteurs ont omis de relater quel était l'état du nourrisson après l'ingestion de ce lait.

Notons, enfin, que chez les femmes de constitution nerveuse, l'agacement du mamelon par la succion de l'enfant, peut provoquer une surexcitation, de la fièvre, bientôt même le dépérissement de la mère et la nécessité de cesser l'allaitement. (*Jacquemier.* — *Nouv. dict. encyclop.*, art. *Lactation.*)

Les affections éruptives, la variole, la rougeole, la scarlatine peuvent-elles se transmettre par le lait? A notre connaissance, la science ne possède aucune observation à cet égard ; au reste, la question en elle-même est peu importante ; car la maladie même, siégeant sur la mère, crée un milieu infectieux, dont la contagion peut toujours se faire. D'ailleurs, au point de vue de la transmission du virus varioleux de la mère à l'enfant, Monneret (*Pathol. génér.*) fait remarquer que son passage « à travers un second organisme, lui fait subir de grands changements. Il en résulte que la maladie virulente avorte souvent, ou qu'elle est bénigne et très-modifiée dans sa forme et sa marche. »

La syphilis acquise dans le cours de l'allaitement n'altère en rien les qualités du lait ; l'analyse chimique et les preuves cliniques sont d'accord sur ce point. D'après Ricord, la contagion ne peut avoir lieu que par une plaie d'inoculation (morsures et écorchures du mamelon, par exemple, pour la nourrice, gerçures de la bouche pour l'enfant), que la transmission ait lieu de la nourrice à l'enfant ou réciproquement. Au reste, différence remarquable entre la syphilis congénitale et la syphilis acquise durant la lactation, c'est qu'il faut à cette dernière une porte d'entrée, ensuite le développement d'un accident primitif. De plus, dans la syphilis héréditaire, les accidents sont rarement apparents au moment de l'accouchement, ne se manifestent, en général, chez l'enfant, qu'après les quinze premiers jours qui suivent la parturition.

Le fait suivant, que nous avons pu observer, grâce à l'obligeance de notre excellent collègue M. Taurin, dans le service de M. le professeur Chauffard, ne témoignerait-il pas en faveur des opinions de M. Ricord. La nommée Louise F...., âgée de 33 ans, entre le 22 février 1873 à l'hôpital Necker, salle Sainte-Cécile, lit n° 23. Depuis le 19 août dernier, époque de son accouchement, elle n'a pas cessé d'allaiter son enfant. Vers le mois de novembre, à la suite de rapports sexuels, elle eut, dit-elle, à la vulve deux boutons qui se guérirent en trois semaines. Actuellement des plaques muqueuses existent sur le pharynx ; elle éprouve une céphalalgie périodique ; les ganglions sont engorgés. L'enfant, parfaitement sain, vigoureux, a pris le sein sans discontinuer, depuis la naissance, et n'a jamais éprouvé aucun accident. Enfin, il ne présente ni écorchures ni gerçures de la bouche.

L'absence de plaies chez l'enfant permet, je crois, d'expliquer ici la non-infection du nourrisson, et, en tout cas, il faut admettre que le lait ne l'a pas pu infecter.

Mais, dans la pratique, la question peut se poser sous un autre point de vue. Si une nourrice saine donne le sein à un enfant syphilisé, il est évident qu'elle court le risque d'être contaminée. Dans ce cas, le sevrage est indiqué ; ou tout au moins, pour continuer l'allaitement, il faut prévenir la nourrice des dangers auxquels elle s'expose. Si une mère syphilisée nourrit elle-même son enfant, nous pensons, malgré le fait cité par nous, que l'hésitation n'est plus permise, et que le sevrage est indiqué dans l'intérêt de l'enfant. L'enfant est-il infecté héréditairement, on peut alors continuer l'allaitement, pourvu qu'on ait la certitude que l'infection vient non pas du père, mais de la mère, ce qui, d'ailleurs, pour quelques médecins, serait le cas de beaucoup le plus fréquent.

Les maladies miasmatiques, telles que l'intoxication paludéenne, sont-elles transmissibles par l'allaitement? Boudin rapporte un fait qui a été bien souvent cité (*Traité des fièvres interm.*), Ebrard (*Union méd.*, 1848, 13 janvier), Luc (*Courrier médical*, 1865, n° 5) ont cité des faits qui tendraient à prouver la transmission de la fièvre intermittente de la nourrice au nourrisson. Le lait servirait-il de véhicule dans ces cas? Nous n'osons nous prononcer, et, d'ailleurs, il ne répugnerait pas d'admettre plutôt que la nourrice a pu transporter le miasme avec elle dans ses vêtements, par exemple, comme le remarque M. Jacquemier (*Dict. encycl.*, art. ALLAITEMENT). Malgré l'opinion de Bérenguier, qui admet la nature contagieuse de la fièvre intermittente, on ne peut guère, dans l'état actuel de la science, attribuer certainement au lait la transmission de l'infection palustre.

La question des intoxications par le plomb, le mercure, le cuivre, au moyen de l'allaitement, n'est pas résolue. Les analyses chimiques de M. Lewald ont constaté le passage du plomb dans le lait, et sa persistance durant plusieurs jours après l'ingestion dans l'estomac. M. Valket (*Schmidts Jahrb.*, 1859, n° 240) a obtenu des résultats contraires.

Relativement au mercure, M. Personne a confirmé, après MM. Labordette et Lewald, le passage du mercure dans le lait, et, d'après Orfila, nous l'avons déjà dit plus haut, on a observé des accidents hydrargyriques chez des paysans, qui avaient absorbé le lait d'un animal soumis à un traitement mercuriel.

L'intoxication par le cuivre a été signalée chez des personnes qui s'étaient nourries du lait d'une chèvre morte après avoir bu du bouillon aigri, conservé dans des vases de cuivre. M. E. Beaugrand, qui cite ce fait (*Dict. encycl.*, art. LAIT, d'après le *Journal général de médecine*, t. CI, p. 255, 1827), se demande avec raison si l'empoisonnement ne résulte pas de l'ingestion du lait provenant d'un animal malade plutôt que de la présence du cuivre dans ce liquide. Cependant l'opinion contraire ne serait pas improbable, si on tient compte des faits bien connus d'empoisonnement par l'ingestion du lait de chèvres nourries avec l'euphorbe: on sait aussi que le lait des vaches qui consomment la colchique (*colchicum autumnale*) est toxique pour les veaux qui le boivent.

Les affections chroniques, en particulier la tuberculose, ne produisent aucune altération sensible du lait. L'aspect séreux qu'il présente quelquefois, est sous la dépendance de la cachexie, bien plus encore que du tubercule lui-même. Désormeaux (*Dict. en* 30 *vol.*) fait remarquèr que le lait des mères tuberculeuses ne convient pas à leurs enfants. Souvent leur lait est abondant, et leurs élèves sont gros et frais tant qu'ils tètent, mais après le sevrage ils deviennent chétifs, et finissent toujours par être affectés des mêmes maladies que la mère. Aussi cet auteur, si compétent, conseille-t-il de confier les enfants de telles mères à de fortes et vigoureuses nourrices. Cette conduite prudente est favorable à la fois à l'enfant qui a besoin d'un lait réparateur, et à la mère, chez qui la lactation pourrait hâter l'évolution de la tuberculose.

L'influence de la lactation sur le développement de la cachexie est tellement manifeste, qu'il arrive souvent, dans la pratique, qu'une femme, jusque-là saine, à laquelle on a confié un nourrisson, éprouve bientôt les premières manifestations du tubercule. Ainsi, dans le cas suivant, ne peut-on pas se demander si l'allaitement n'a pas provoqué une telle manifestation? La nommée Fany S..., âgée de 26 ans, couchée au lit n° 21 de la salle Sainte-Cécile, dans le service de M. le professeur Chauffard, est entrée à l'hôpital Necker, le 30 janvier 1873. Mère de deux enfants, elle n'a pas nourri le premier, mais elle allaite le second, dont elle est accouchée le 5 décembre 1872. Pendant les quinze premiers jours, l'enfant a été élevé au biberon par une nourrice; la mère, le voyant dépérir rapidement, le retire de nourrice pour lui donner le sein. La lactation, d'abord très-peu abondante, devient plus considérable sous l'influence des succions de l'enfant. Les mamelles augmentent de volume rapidement, et l'enfant prend le sein avec avidité.

La malade n'éprouvait, au moment de l'accouchement, aucun trouble de santé; mais, depuis quelques jours, une toux opiniâtre est survenue; l'auscultation révèle l'existence de craquements humides aux deux sommets, et la percussion, une matité correspondante. Il existe également quelques signes fonctionnels. Un traitement par l'huile de foie de morue est institué, et la malade continue l'allaitement. L'enfant prend toujours le sein avec avidité, et le lait ne paraît pas altéré.

Le 10 mars la malade quitte l'hôpital. L'enfant, que l'élevage au biberon avait fait dépérir, n'a plus cet aspect cachectique; son teint est rosé; il a augmenté de poids, et, durant son séjour à l'hôpital, il n'a été atteint d'aucun trouble gastrique. Ce cas nous a été signalé par notre excellent collègue, M. Taurin, à l'obligeance duquel nous devons diverses observations. Il est évident que l'enfant issu d'une mère tuberculeuse et nourri par elle, sera dans les conditions les plus favorables à l'évolution morbide héréditaire. D'après l'opinion de Désormeaux, comme nous l'avons vu plus haut, il est probable qu'après le sevrage, les accidents cachectiques se manifesteront, quoique, en ce moment, l'enfant ne semble pas souffrir de l'allaitement. Enfin, du côté de la mère, bien que la lactation se traduise par l'évolution plus rapide du tubercule, il n'est pas moins vrai qu'on pourrait se demander si un sevrage brusque ne serait pas également défavorable? Nous ne saurions l'affirmer.

Malgré la sympathie qui unit les fonctions utérines et les fonctions mammaires, il n'existe pas, à notre connaissance du moins, d'observations qui notent cette influence. Cependant, d'après certains auteurs, la leucorrhée diminuerait la sécrétion lactée; nous n'avons pu le vérifier. Ce serait sans doute ce fait qui a doné naissance à un préjugé vulgaire, qui considère les flueurs blanches comme la sécrétion lactée détournée de ses voies. Ce préjugé ne mérite assurément pas de nous arrêter un seul instant.

c. *Maladies particulières à la sécrétion lactée.* — Sous ce nom, nous groupons l'agalactie et la galactorrhée, ou troubles dans la quantité et la qualité de la sécrétion du lait; les fissures, gerçures, crevasses, phlegmons et abcès, ou troubles de l'appareil mammaire lui-même.

L'agalactie et la galactorrhée méritent peu notre attention. Si l'agalactie se produit durant l'allaitement, elle entraîne nécessairement le sevrage ou le changement de nourrice. Il faut dire toutefois que, dans l'agalactie incomplète, l'enfant affamé peut prendre le sein avec une avidité d'autant plus grande que le lait est moins abondant, et amener ainsi chez la femme nerveuse surtout, des troubles hectiques graves.

La galactorrhée présente deux variétés. Dans la galactorrhée simple, à laquelle Gueneau de Mussy refuse même le nom de galactorrhée, variété du reste fort rare chez les nourrices, les troubles portent seulement sur la quantité du lait qui est accru, mais qui conserve ses qualités. Il peut, par son abondance et la violence du jet projeté par le sein, produire tout au plus des accidents de suffocation pour le nourrisson, pendant la succion. Le plus souvent la persistance de l'allaitement fait disparaître cet inconvénient.

Dans la galactorrhée avec altération du lait, qui devient séreux, impropre à la nutrition, la mère, rapidement épuisée, tombe dans un état de dépérissement rapide, que Morton a désigné sous le nom de phthisie des nourrices. Dans cette variété de galactorrhée, le sevrage est favorable à la mère et à l'enfant.

Les lésions de l'appareil mammaire troublent l'allaitement, soit en rendant la succion pénible, douloureuse pour la mère, soit en altérant le lait par son mélange avec le pus ou le sang.

Les excoriations, gerçures, crevasses, fissures, fréquentes chez les primipares, causent chez la nourrice de vives douleurs, et chez le nourrisson la déglutition fréquente d'un peu de sang. Sans nous arrêter aux explications émises par divers médecins pour expliquer l'étiologie de ces lésions, l'impression du froid sur le mamelon humide, les morsures de l'enfant, les succions trop énergiques en sont probablement les causes efficientes. Le lavage du sein avec une éponge douce imbibée d'eau tiède, après chaque tètée, serait, d'après Cazeaux, le meilleur soin préventif. Le bout de sein artificiel, le capuchon de plomb seraient des moyens curatifs bien supérieurs aux onguents préconisés si souvent contre ces affections. Ils sont d'autant plus utiles que, suivant l'avis de Velpeau (*Mal. de la mamelle*), la nourrice doit continuer de donner le sein, même du côté malade, précaution qui prévient les engorgements et les abcès mammaires consécutifs à la cessation brusque de l'allaitement.

Les phlegmons, abcès, engorgements mammaires sont un obstacle à l'allaitement dans la majorité des cas. Le mélange du pus avec le lait peut provoquer des troubles digestifs chez l'enfant. L'examen microscopique d'un tel lait révèle la présence de globules purulents.

Les engorgements laiteux, fréquents chez les nourrices qui exposent leurs mamelles aux intempéries de l'atmosphère, chez celles qui ne présentent pas assez souvent le sein à la succion de l'enfant, ou qui se livrent à des excès de travail, ne doivent pas provoquer la cessation de l'allaitement. On se contente de dégorger le sein au moyen de pressions ménagées, de pompes, et de forcer la nourrice à présenter plus souvent la mamelle à la succion.

Les altérations du lait par le pus ne sont pas les seules qui aient été signalées. D'après M. Donné, le lait présente souvent un aspect séreux, avec des granulations formées de globules réunis en masses. La fièvre dans les phlegmons et les abcès du sein peut causer de telles altérations. Le sevrage complet de l'enfant serait peut-être alors indiqué, pour faciliter le travail réparateur chez la nourrice, et préserver l'enfant de troubles gastro-intestinaux.

III. — Conclusions.

L'examen des faits physiologiques relatifs à la femme qui allaite et au nourrisson, nous a conduit à établir les conditions que doit remplir un bon lait. Nous n'y reviendrons plus ici. Nous avons vu qu'il pouvait être altéré en qualité et en quantité dans certains états pathologiques; nous avons vu que la sécrétion et l'excrétion mammaire pouvaient subir des troubles ; il ne reste plus qu'à conclure de cet examen quelques règles propres à diriger l'hygiène de la femme qui allaite.

1° Le retour des menstrues est quelquefois un danger pour l'enfant, si le lait est altéré ; pour la nourrice, si elle peut produire à la fois une double cause de débilitation en fournissant simultanément un flux cataménial à la sécrétion lactée.

Dans la majorité des cas, cependant, on ne devrait pas s'en alarmer. Les troubles sont passagers, comme la menstruation elle-même ; si l'enfant n'en souffre pas, on peut continuer la lactation. Mais s'il survient des troubles digestifs, une suspension temporaire de l'allaitement, tant que dure le flux cataménial, paraît suffisante pour prévenir tout accident. De plus, suivant la remarque de M. Gendrin, la persistance de l'allaitement suspend le plus souvent le flux menstruel, qui ne reparaît plus, tant que dure la lactation.

2° Les rapports sexuels modérés n'ont d'autre inconvénient que de provoquer la grossesse. Dans ce dernier cas, le sevrage de l'enfant, s'il est en âge, ou le changement de nourrice devient à peu près inévitable. Les auteurs sont unanimes pour attribuer à la grossesse une fâcheuse influence retentissant sur l'enfant.

3° Les émotions tristes, les chagrins, la nostalgie, la mélancolie, sont des obstacles à l'allaitement, obstacles permanents, qui produisent progressivement des altérations du lait et le dépérissement du nourrisson.

Il n'en est pas de même des émotions violentes, de la colère, de la crainte, dont les effets soudains sur le lait, semblent disparaître rapidement ; une suspension momentanée de l'allaitement, pendant quelques heures, quelques jours, préviendrait sans doute tout accident chez le nourrisson.

4° Les exercices violents, la fatigue, les excès sont préjudiciables à la mère et à l'enfant ; à la mère, qu'ils affaiblissent, alors que son organisme subit déjà le surcroît d'activité que nécessite la lactation ; à l'enfant, parce que le lait est moins abondant ; parce que la femme livrée aux grands travaux, ne peut donner le sein aussi souvent qu'il serait nécessaire. Cependant, la nourrice accoutumée aux travaux des champs doit, lorsqu'elle vient dans les villes, trouver dans de longues promenades au grand air, des exercices qui suppléent au changement de milieu.

5° Les agents physiques, le froid surtout, peuvent temporairement troubler l'excrétion du lait. Le passage brusque d'une chaleur humide entretenue par les vêtements, à la température moins élevée de l'atmosphère est une cause de gerçures, de fissures pour les mamelles.

6° Les ingesta alimentaires ont une action probable sur les qualités et la quantité du lait. Il faut tenir compte de leurs propriétés dans le régime des nourrices. Une nourriture variée, abondante, peu excitante, et peut-être un régime végétal favorisent la lactation. De plus le régime doit être constant, en rapport avec les habitudes acquises et les milieux où la nourrice a toujours vécu. Eviter la transition brusque du régime végétal au régime animal est une règle à laquelle on ne devrait pas manquer. Il faut enfin proscrire les aliments de haut goût et ceux qui donneraient au lait une odeur et une couleur désagréables.

Enfin les fonctions digestives seront facilitées par l'exercice au grand air, comme le prescrivait Van Swieten (*loc. cit.*) lorsqu'il écrivait : « Cum autem pleniori victu utantur nutrices, si desidem vitam agentes « inerti torpeant otio : sanitas breve detrimentum patietur. Deambulatio in aere aperto, puro, sereno, « prodest quam maxime. Multum facit ad sanitatem « conservandam, si pacatus animus et hilaris est. »

Les ingesta médicamenteux par leur passage dans le lait donnent à la thérapeutique de précieuses ressources pour l'administration des médicaments au nourrisson ; il est inutile d'insister sur ces avantages.

7° — Les influences morbides antérieures à la lactation, telles que les maladies constitutionnelles sont des obstacles à l'allaitement ; dans l'intérêt de la mère, dont la lactation fatiguerait l'organisme affaibli; dans l'intérêt de l'enfant, dont la constitution est souvent sans doute héréditairement atteinte, il faut éviter l'allaitement par la mère ; car l'enfant court toujours le risque d'une contamination secondaire, et, dans les cas où elle est franchement héréditaire, il doit être mis en état d'y résister par une alimentation saine et réparatrice.

En est-il de même des affections aiguës qui surviennent dans le cours de la lactation ? La suspension temporaire de l'allaitement, s'il peut interrompre la lactation vaut mieux assurément que le sevrage. Trousseau prouve par de nombreux faits cliniques que la lactation suspendue pendant le traitement d'une maladie pouvait être reprise avantageusement. M. Jacquemier, qui a adopté cette opinion, fait remarquer combien, surtout dans les classes pauvres, une telle pratique est préférable au changement de nourrice, au sevrage et à l'allaitement artificiel.

Donc, en général, sauf les maladies qui suppriment la lactation, sauf les cas de cachexies, d'affections constitutionnelles et de dépérissement de la mère, nous croyons que l'allaitement doit être continué en l'absence de troubles chez le nourrisson.

Les maladies de la glande mammaire qui entraînent le mélange du pus au lait sont un obstacle à l'allaitement.

Un tel lait est préjudiciable à l'enfant, auquel il peut causer des troubles graves, c'est au moins l'opinion de beaucoup de médecins.

Les engorgements laiteux n'entravent cependant pas l'allaitement d'une manière nécessaire, la succion de l'enfant a même l'avantage de dégorger les seins. Enfin des gerçures, les fissures, les excoriations du mamelon ne sont pas des obstacles à l'allaitement, pourvu qu'on prenne soin, pendant la succion, d'empêcher la douleur par des moyens appropriés.

Paris. A. Parent, imprimeur de la Faculté de Médecine, rue Mr-le-Prince, 31.

www.ingramcontent.com/pod-product-compliance
Ingram Content Group UK Ltd.
Pitfield, Milton Keynes, MK11 3LW, UK
UKHW021514260726
13993UKWH00004B/1665

9 782329 126067